# EXAMEN CRITIQUE

## DE L'OUVRAGE

## De M. le Docteur SICHEL,

CONCERNANT

## L'OPHTALMIE, LA CATARACTE, ET L'AMAUROSE;

## PAR LE DOCTEUR GONDRET,

Docteur en médecine de la Faculté de Paris, fondateur de la clinique
ophtalmologique de l'Hôtel-Dieu de Paris, etc., etc.

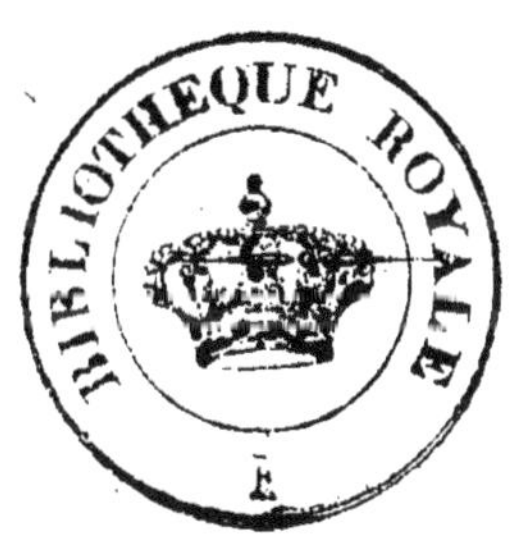


## PARIS,

### CHEZ JUST ROUVIER ET LEBOUVIER, LIBRAIRES,

RUE DE L'ÉCOLE DE MÉDECINE, 8.

1837.

IMPRIMERIE DE MADAME PORTHMANN,
rue du Hasard-Richelieu, 5.

# EXAMEN CRITIQUE

DE

## L'OUVRAGE DE M. LE Docteur SICHEL.

M. le docteur Sichel vient de publier un traité sur l'ophtalmie, sur la cataracte et l'amaurose. Il l'indique comme un supplément à l'ouvrage de Weller, et il conseille la lecture de ces deux œuvres, *parce qu'en France on manque d'un bon traité d'ophtalmologie, les maladies des yeux y étant, selon lui, presque toujours imparfaitement traitées sous le rapport médical, ou, selon son expression, sous le rapport thérapeutique.*

En vérité, les médecins français doivent s'estimer heureux que M. le docteur Sichel ait bien voulu quitter la ville de Francfort-sur-le-Mein pour venir à Paris leur donner des leçons ; mais s'ils sont toujours disposés à payer de leur reconnaissance les découvertes que leur apportent les médecins étrangers, s'ils sont toujours prêts à défendre leurs opinions, comme nous l'avons fait nous-même à l'Académie royale de Médecine pour le savant et modeste docteur Barry, ils n'en sont pas moins fiers des talents de leurs compatriotes, tels que Bichat, honoré dans toute l'Europe et supportent impatiemment que des étrangers, s'érigeant en maîtres, viennent dogmatiser sur des questions résolues depuis longtemps avec de grands succès.

Quoi qu'il en soit, nous examinerons avec la plus sé

vère impartialité les travaux et les prétentions de M. le docteur Sichel. Pour nous éclairer, comme pour le juger, nous emploierons exclusivement les faits et le raisonnement, car cette manière de procéder est indispensable quand il s'agit d'une question de la plus haute importance. D'ailleurs, les opinions et les pratiques auxquelles elles servent de base ne doivent être admises ou rejetées qu'après un examen approfondi.

M. Sichel consacre 474 pages à l'ophtalmie, et beaucoup moins à la cataracte et à l'amaurose. La grande étendue qu'il donne à son discours sur l'ophtalmie est probablement en raison de l'importance de cette inflammation et de sa liaison avec les deux autres maladies. En effet, quelquefois la cataracte et plus souvent l'amaurose dépendent, comme l'ophtalmie, d'une congestion cérébrale, d'où il résulte que le traitement de cette dernière agit sur les deux autres; s'il est dirigé convenablement, il les dissipe toutes trois, tandis qu'il les aggrave, au contraire, si les agents thérapeutiques ne sont pas choisis en raison de la cause et de la nature de ces affections. Nous ne parlerons aujourd'hui que de l'ophtalmie. M. Sichel fait neuf ophtalmies aigues; savoir : la conjonctivite, la sclérite, la kératite, l'iritis, la cristalloïdite, la phakite ou cristallite, la hyalite, la choroïdite et la rétinite; il n'admet que sept ophtalmies chroniques, l'ophtalmie catarrhale, la rhumatismale, l'érysipélateuse, la veineuse, la scrofuleuse, la syphilitique et la varioleuse. Pourquoi M. Sichel n'a-t-il pas fait entrer un plus grand nombre d'espèces dans ses deux groupes d'ophtalmies? Loin de s'arrêter en si beau chemin, ne pouvait-il combiner l'inflammation des yeux avec la rougeole, avec le typhus, avec le choléra et avec d'autres maladies? Quand on sépare, comme il le fait, ce que la nature réunit ordinairement, si ce qu'on écrit n'indique pas la marche de la maladie, du moins il y a matière à de longues dissertations. Au reste, peu importe que M. Sichel divise et subdivise avec beaucoup d'art, pourvu qu'il guérisse les maladies, *tutò et citò*, et qu'il nous enseigne généreusement la meilleure méthode curative, à nous pauvres médecins français.

Nous passons à l'étude du traitement qui renferme à la fois le but de la médecine et le résumé de la science du médecin. Or, le conseil dont M. Sichel ordonne le plus souvent l'application contre les ophtalmies diverses qu'il a créées, se trouve ainsi présenté, page 33 de son ouvrage : « *La meilleure saignée locale déplétive consiste dans* « *les applications de sangsues à l'apophyse mas-* « *toïde, à la tempe ou bien encore au devant de l'o-* « *reille, dans l'espace qui chez l'homme est circons-* « *crit entre les favoris et l'anti-tragus.* »

Nous connaissions déjà cette opinion de M. Sichel, ayant vu souvent les ordonnances de ce médecin entre les mains de malades qui s'étaient mal trouvé de ce mode d'émission sanguine. Nous pensions que M. Sichel, jeune praticien, reconnaîtrait facilement, à l'aide d'une observation qui ne demande pas une grande délicatesse de tact, les dangers presque constants de ce mode de médication. Oui, depuis trois ou quatre ans, nous nous attendions à voir M. Sichel reconnaître son erreur. Puisqu'il n'en est rien, et qu'il persiste dans l'enseignement et l'application d'une médication aussi étrange, nos convictions nous permettent d'autant moins de garder le silence, qu'un pareil système a de véritables dangers. Obligés de revenir sur les principes de la méthode que nous regardons comme l'antidote de la proposition de M. Sichel, nous prions le lecteur d'excuser les répétitions que cette circonstance rend inévitables.

Il ne suffit pas, pour la pratique rationnelle de la médecine, d'étudier méthodiquement la structure et les rapports des organes chez l'homme et chez les animaux. Il importe encore plus de comparer l'homme avec lui-même. Ainsi, sous le rapport de la circulation, ce n'est point assez de savoir 1º que le cœur droit reçoit tout le sang veineux, celui qui revient des différents organes, après avoir servi à leur nutrition; 2º que ce même cœur droit envoie le sang veineux aux poumons dans lesquels, par son contact avec l'air atmosphérique, il ressaisit la condition chimique sans laquelle la vie ne pourrait être entretenue; 3º que, des poumons, le sang, ainsi reconstitué, est transmis au cœur gauche (4º) qui le distribue à tous les organes. Cette découverte admirable d'Harvey, toutes celles mêmes que nous devons à la chimie moderne et à Bichat seraient stériles pour la médecine, si nous n'en poursuivions pas plus loin l'application, si nous ne comparions pas entre elles les différentes parties de la circulation.

De cet examen résulte la connaissance positive de l'inégale répartition du sang dans les organes; c'est ce que démontrent les faits suivants :

Le cœur a deux petites artères venant de l'aorte, le poumon une seule; donc, ces organes centraux de la circulation reçoivent peu de sang pour leur nutrition. Les membres supérieurs et inférieurs reçoivent le sang par un seul vaisseau principal, l'artère brachiale et l'artère crurale. Une seule artère, la cœliaque, distribue un rameau à l'estomac, un second à la rate et un troisième au foie; ce dernier organe reçoit de plus la veine-porte.

Au cerveau seul appartiennent quatre vaisseaux d'un

diamètre assez considérable, les deux carotides et les deux
artères vertébrales. Ainsi, l'encéphale contient plus de
vaisseaux et de sang qu'aucun autre organe du corps hu-
main, bien que la boîte osseuse dans laquelle il est ren-
fermé n'ait que de fort petites dimensions relativement à
des régions beaucoup plus considérables qui reçoivent
moins de vaisseaux et de sang.

Cette disposition particulière de la circulation dans le
cerveau n'a rien qui doive surprendre quand on considère
le grand nombre de fonctions qui se rapportent à cet organe, fonctions de l'intelligence, fonctions des sens et sy-
nergie par excellence, liant ensemble cet organe, le cœur
et le poumon.

Il est encore d'autres particularités qui doivent ici fixer
l'attention. Le peu de distance qui sépare le cerveau du
cœur démontre que l'impulsion transmise au sang est plus
prompte et plus rapide pour le cerveau que pour le plus grand
nombre des autres organes. Cette considération reçoit un
nouveau degré d'intérêt de ce que l'encéphale est le siége
de mouvements isochrones à ceux du cœur et du poumon,
comme l'a démontré le professeur Magendie.

D'après ces faits, l'étude de la circulation de la tête
n'est-elle pas d'une importance immense, tant pour la connaissance des maladies de cette région que pour l'application des indications thérapeutiques qu'elles fournissent?

Nécessairement les émissions sanguines doivent être
choisies et mesurées d'après la circulation spéciale de la
tête dans les maladies de cette partie. Nous allons exami-
ner sous ce rapport la prescription de M. le docteur Sichel
contre diverses ophtalmies. Apprécions d'abord les effets
locaux des sangsues appliquées à la surface cutanée : si
l'on pose quinze sangsues à la partie interne de chacune

des cuisses (M. Sichel en prescrit ordinairement quinze derrière chaque apophyse mastoïde), le soir même et surtout le lendemain de cette application chaque piqûre présente une auréole rouge avec tuméfaction, chaleur et sensibilité de la peau; les cuisses sont le siége d'un sentiment prononcé de pesanteur, les mouvements de ces parties sont difficiles et douloureux; quelquefois ces piqûres sont accompagnées d'un érysipèle plus ou moins considérable, soit simplement cutané, soit phlegmoneux. Or, tous ces phénomènes se remarquent également à la tête, lorsqu'on y a placé les sangsues, avec cette différence qu'ils sont alors plus intenses en raison du grand nombre de vaisseaux et de la grande quantité de sang qui s'y rend, d'où il résulte que, sauf un instant très-court de soulagement, tous les symptômes reparaissent avec d'autant plus de facilité que la boîte osseuse ne saurait céder au surcroît d'impulsion du sang qui lui est imprimé par les *insecto-phlegmasies*. Aussi voit-on dans ce cas les symptômes cérébraux s'accroître en même temps que les symptômes oculaires. Des exemples très-multipliés ne justifient que trop ces fâcheux effets de l'application des sangsues à la tête; nous allons en citer seulement deux. Pour de plus amples détails, on pourra consulter la *Lancette française* de l'année 1833.

# EXTRAIT

*de mon Mémoire concernant les effets de la dérivation*, page 93.

—

Ribière, maçon, rue des Figuiers-St-Paul, n° 8, avait toujours eu les yeux sains, lorsqu'il fut atteint d'une ophtalmie dans le courant de janvier 1833.

Entré à l'Hôtel-Dieu, salle Sainte-Jeanne, n° 40, du 20 mai au 12 juillet 1833, M. Sanson fit mettre à ce malade quatre-vingt-quatre sangsues aux paupières, en cinq fois.

Le 12 juillet, Ribière se présente chez moi dans l'état suivant :

OEil droit : Chémosis considérable, cornée trouble d'un blanc bleuâtre, au centre staphylôme. La pupille n'est apparente qu'en haut. Vision nulle.

OEil gauche : La conjonctive est très-injectée, staphylôme considérable au centre de la cornée, pupille invisible, cornée d'un blanc bleuâtre. Le malade ne distingue les corps que confusément, et peut à peine connaître les couleurs ; de plus, Ribière a la tête lourde, il éprouve, de temps à autre, des douleurs et des battements dans différents points de cette région ; somnolence pendant le jour, agitation la nuit.

13 juillet 1833. Cautérisation sincipitale, ventouse scarifiée à la nuque.

20 juillet. Amélioration sensible dans les deux yeux.

25. Le chémosis et le staphilôme ont sensiblement di-
minué dans les deux yeux. Les maux de tête ont disparu.
Amélioration progressive sous l'influence de laxatifs réité-
rés, de ventouses sèches et scarifiées et de collyres légère-
ment adoucissants.

Novembre 1833. Les staphylômes sont beaucoup amoin-
dris, les chémosis dissipés; les conjonctives sont faiblement
injectées. Ribière peut se diriger, et n'est pas encore en
état de travailler.

La femme Canuël, âgée de 35 ans, rue Beaubourg,
impasse Bertaut, n° 6, mère de six enfants, éprouve
le 25 décembre 1836 une ophtalmie pour laquelle
elle va consulter M. le docteur Sichel. — Prescription de trente sangsues derrière les oreilles; soulagement des symptômes pendant un instant; accroissement
des mêmes symptômes simultané avec l'inflammation des
piqûres des sangsues; chaleur, douleur à la tête, battements artériels. La vision se trouble de plus en plus,
M. Sichel fait réappliquer trois ou quatre fois trente
sangsues aux apophyses mastoïdes; chaque fois les symptômes locaux et généraux acquièrent plus d'intensité.
Eau de Sedlitz, frictions d'onguent mercuriel double sur le
front.

Aveugle depuis un an, la malade va consulter M. le
docteur Carron du Villards, qui lui fait faire sans succès plu-
sieurs saignées du bras; elle s'adresse à d'autres médecins
qui lui font employer le laudanum liquide de Sydenham sur
les conjonctives; mais sans plus de succès.

Le 1er juillet 1837, la femme Canuël se présente chez
moi dans l'état suivant :

Paupières et conjonctives tuméfiées, très-rouges, très-humides, bords des paupières rouges et renversés en dehors, cornées troubles, opaques, recouvertes d'une sorte de fausse membrane blanchâtre, d'inégale épaisseur, pupilles invisibles, vision nulle. Douleurs de tête, chaleur, pesanteur, élancements dans cette région et dans les yeux.

Ventouses scarifiées à la nuque, cautérisation sincipitale par la pommade ammoniacale, ventouses sèches aux cuisses, laxatifs intermittents.

15 juillet. La malade commence à distinguer les objets et les couleurs. L'inflammation diminue sensiblement.

Fin d'août. La malade peut se diriger seule. Elle distingue les enseignes des maisons. Dans la cornée de l'œil droit il n'y a plus qu'un brouillard blanc assez épais. Sur la cornée de l'œil gauche il existe encore une sorte de fausse membrane qui obstrue les trois quarts de la circonférence de la pupille.

Septembre 1837. L'amélioration des yeux et de la vision est progressive.

L'exaltation de tous les phénomènes morbides, provoquée par les applications de sangsues à la tête, n'est, selon M. Sichel, qu'un effet de la marche de la maladie. Cette circonstance lui paraît indiquer un état plastique du sang, état qu'il juge nécessaire de combattre pour éviter les dégénérescences organiques qui peuvent alors se développer, qui se développent en effet ; savoir, la sclérite, la kératite, l'iritis, etc. Hippocrate avait déjà remarqué (Traité des gaz) que le sang ne peut être accumulé dans une région du corps sans qu'il se forme des inflammations. Mais il nous semble qu'il s'agit moins ici de détruire la plasticité du sang que de rétablir l'équilibre entre les diverses colonnes de ce liquide par la dérivation qui s'en peut faire,

opération facile, comme nous le démontrons depuis longtemps. Or, M. Sichel, pénétré de la nécessité de s'oppo-
ser aux effets de la plasticité du sang, veut atteindre ce but
par l'emploi d'un remède doué d'une grande vertu, selon
lui, mais au moins inutile et même dangereux selon nous.
Voici sur quel raisonnement il fonde l'application de ce
moyen, page 40 de son ouvrage :

« Pour peu que l'on examine chez l'homme sain les
« effets produits par le *mercure*, on peut reconnaître à
« cette substance ces propriétés qui doivent faire soup-
« çonner déjà son application heureuse dans les affections
« inflammatoires. Ce qu'on ne fait que soupçonner d'abord
« est bientôt surabondamment confirmé par l'expérience.
« Administré de manière à produire lentement ses effets,
« et continué pendant un temps assez long, le mercure
« produit tous les effets du scorbut, tels que hémorragies
« difficiles à arrêter, ecchymoses, ulcères, etc., etc. Il
« provoque donc une affection opposée à l'inflammation,
« affection qui se caractérise contrairement à cette der-
« nière par la diminution de la plasticité du sang ; la dif-
« ficulté avec laquelle on arrête les hémorragies, chez les
« individus atteints du scorbut, provient de ce que chez
« eux le sang pauvre en matériaux plastiques ne forme
« pas de caillot qui bouche l'orifice béant des vaisseaux
« artériels et veineux fournissant l'hémorragie. La coa-
« gubilité du sang, même en dehors de ses vaisseaux,
« *étant au contraire augmentée pendant l'inflamma-*
« *tion*, il n'est pas étonnant que le mercure, en diminuant
« d'une manière si énergique la plasticité du sang, amène
« la guérison des inflammations ; son action n'a rien d'em-
« pirique et s'explique aussi rationnellement que celle des
« saignées, etc., etc. »

Ainsi, pour guérir l'inflammation oculaire aggravée par les sangsues placées à la tête, M. Sichel se décide à l'emploi des frictions mercurielles, afin de provoquer, plus ou moins, un état scorbutique. En détruisant la plasticité du sang, il espère diminuer l'inflammation. Voilà comme une première faute de jugement conduit à une seconde. L'inflammation étant augmentée par l'usage inconsidéré des sangsues, M. le docteur Sichel crée une indication hypothétique qui va nécessiter une médication dont les conséquences sont une altération profonde de tous les tissus et de tous les liquides. Et pourquoi détruire cette faculté de coagulation, cette plasticité? Qui est-ce qui en démontre le danger, puisqu'il suffit, pour éteindre l'inflammation, d'employer rationnellement la dérivation. Or, la résolution par les dérivatifs remplaçant l'inflammation et même sa récrudescence, que devient l'indication de combattre la plasticité du sang? et quand, à l'aide des mercuriaux longtemps continués, vous aurez produit un état contraire à l'inflammation, par une affection scorbutique, ne faudrat-il pas combiner de nouvelles médications propres à restituer au sang les qualités essentielles qu'on lui a enlevées, et, toutefois, le plus souvent l'inflammation oculaire a résisté à l'usage des mercuriaux. C'est donc créer une suite de médications qui, tout en s'éloignant de l'indication rationelle, exposent le malade à des dangers successivement plus grands. *N'est-ce pas là imprimer une marche rétrograde à la médecine française,* au lieu de la rendre resplendissante des vives clartés qu'on nous promet de la médecine allemande.

Voici un autre exemple des fâcheux effets produits par le mercure.

*Cinquième observation de l'appendice à mes observations sur les maladies cérébro-oculaires,* avril 1831.

Lady F. T., fille de lord Turner, âgée de dix-huit ans, grande, d'une bonne constitution, habitant le Leicester-shire, me fut adressée de Londres par madame Sirey, née du Saillant. La santé de Lady F.... avait été parfaite jusqu'au mois de mai 1830. A cette époque, des douleurs de tête très-légères, qu'elle ressentait parfois depuis son enfance, devinrent plus intenses et se propagèrent dans l'œil gauche dont la vision s'altéra sensiblement. En Angleterre on lui appliqua pendant longtemps des saignées, des ventouses et on lui administra le mercure doux à la dose de dix-huit grains par jour, enfin, neuf vésicatoires cantharidés sur la tempe gauche. Les effets du traitement ne furent pas heureux. Les maux de tête perdirent de leur violence, il est vrai, mais la santé et les forces furent détruites. La malade, qui, avant le traitement, supportait facilement la fatigue, ne pouvait plus monter à cheval suivant son usage quotidien, ni même se promener à pied sans tomber subitement dans un état complet d'épuisement. L'estomac était douloureux, l'appétit nul et les digestions difficiles; il y avait constipation habituelle.

6 octobre 1830. Le côté gauche du front et la tempe du même côté, sur lesquels on avait placé les vésicatoires, sont le siège d'une rougeur violacée qui se prononce plus ou moins et s'accompagne quelquefois de petits boutons d'apparence érysipélateuse. Pesanteur, chaleur de tête, étourdissements, froid des pieds.

OEil gauche. Pupille peu mobile. La chambre anté-

rieure dans l'état normal, en apparence. La vision est ac-
compagnée d'un brouillard général et d'une barre trans-
versale qui l'empêche de reconnaître les dimensions des
objets. Faiblesse générale.

Depuis le mois de mai les menstrues sont irrégulières et
notablement diminuées.

Septembre 1830. 1º Cautérisation sincipitale par la
pommade ammoniacale; ventouses scarifiées à la nuque,
ventouses sèches aux hanches et aux cuisses matin et soir
pendant une heure. Infusion de baies de genièvre à boire
froide, eau de Passy, frictions de pommade ammoniacale,
matin et soir, sur toute l'étendue de la colonne vertébrale.
Lotions sur le front avec le suc de joubarbe. Boissons laxa-
tives intermittentes.

Sous l'influence de ce traitement, les forces se rétabli-
rent en peu de temps. Au bout de trois semaines la malade a pu faire à cheval et à pied des promenades de deux et
trois heures.

30 octobre. Libre de douleur, l'estomac fait bien ses
fonctions. Il n'y a plus ni douleur, ni pesanteur de tête,
ni étourdissements.

1er février 1831. La santé est parfaitement rétablie.
Dès le premier mois du traitement, les règles étaient re-
venues à leur état normal. La pupille de l'œil gauche est
parfaitement mobile, le brouillard est dissipé; il reste une
sorte de filament, la perception d'une espèce de barre in-
terposée entre l'œil et le centre des objets. Cet inconvé-
nient disparaît quand la vision s'exerce avec les deux yeux.
La couleur violacée de la tempe et du front est dissipée.

Cet exemple prouve, comme celui de la femme Canuel,
que les mercuriaux peuvent aggraver l'inflammation oculaire.

Pourquoi ne peut-on parvenir, à généraliser dans la pratique médicale les remèdes qui sont susceptibles d'une application fort étendue? Ainsi, tout désordre naissant de la circulation, tel que la pléthore, l'inflammation, les hémorragies, l'irritation, devrait être combattu par la ventouse, de préférence à tout autre remède, car, ayant la propriété de modifier l'action de la pression atmosphérique, qui est la cause physique de la circulation, tant générale que capillaire, la ventouse jouit à ce titre de la propriété d'influer sur la circulation, et par conséquent sur les altérations que celle-ci peut éprouver.

Malheureusement on veut aujourd'hui faire autrement que ses devanciers ou ses contemporains, comme s'il n'y avait pas de mérite à perfectionner les œuvres d'un confrère. La vie est trop courte pour qu'un seul homme embrasse un sujet vaste et le développe parfaitement dans toutes ses parties. C'est donc de la réunion des efforts que peuvent émaner les lois médicales et thérapeutiques, et pourquoi la médecine ne parviendrait-elle pas, sous quelques rapports du moins, à s'élever comme la chimie dans l'échelle des connaissances humaines?

Nous continuerons dans un autre imprimé notre examen sur la méthode de l'auteur relativement à la cataracte et à l'amaurose. Nous espérons que les médecins de la Faculté de Paris trouveront notre raisonnement concluant à l'égard de l'ophtalmie; cependant nous ne pouvons nous empêcher de dire, en terminant, que notre critique de la méthode de **M.** Sichel n'est point l'expression d'un vain amour-propre, mais l'émanation de notre vif désir d'être utile à la science et à l'humanité.